LARYNGOSPASME ET SIGNE DU FACIAL

Chez les Enfants

Par le Docteur BÉZY

Chargé de cours de Clinique infantile à la Faculté de médecine de Toulouse,
Médecin des Hôpitaux.

TOULOUSE

IMPRIMERIE C. MARQUÉS & Cie

22, Boulevard de Strasbourg, 22

—

1903

LARYNGOSPASME ET SIGNE DU FACIAL

Chez les Enfants

PAR LE DOCTEUR BÉZY

Chargé de cours de Clinique infantile à la Faculté de médecine de Toulouse,
Médecin des Hôpitaux.

TOULOUSE

IMPRIMERIE C. MARQUÉS & Cᵢ•

22, Boulevard de Strasbourg, 22

1903

LARYNGOSPASME ET SIGNE DU FACIAL

CHEZ LES ENFANTS

Par le Docteur Bézy

Chargé de cours de clinique infantile à la Faculté de médecine de Toulouse.
Médecin des Hôpitaux. [1]

Dans le courant d'avril 1902, j'ai eu l'occasion d'observer deux malades âgés de quinze et de treize mois, atteints de laryngospasme, et chez lesquels j'ai pu provoquer le signe du facial, appelé aussi signe de Chvostek ou de Weiss.

Ce signe consiste à percuter légèrement ou même à passer la pulpe de l'index sur le trajet des fibres du facial, en allant de la tempe au menton et à provoquer ainsi une contraction brusque et passagère des muscles correspondants, se manifestant par une grimace, et surtout par le tiraillement des commissures labiale ou palpébrale.

Le diagnostic clinique n'offre pas de difficultés dans les cas de ce genre, et leur intérêt réside, soit dans leur rareté relative, soit surtout dans la difficulté de leur diagnostic causal. On a beaucoup discuté en effet sur l'origine de ces symptômes, notamment sur les rapports du signe du facial et du laryngospasme avec la tétanie et avec le rachitisme. On se trouve donc souvent embarrassé pour instituer une thérapeutique pathogénique. C'est pourquoi il m'a paru intéressant de rechercher dans quelle catégorie il fallait placer mes petits malades. J'ai été frappé, au cours de mes recherches, de voir la diversité des opinions sur certains points, et peut-être la possibilité cependant de les accorder, au moins pour un certain nombre d'entre eux.

Pour mettre un peu d'ordre dans ce travail, je me propose d'étudier d'abord comment se manifeste la tétanie dans ses formes complètes et dans ses formes frustes dont feraient partie, pour certains auteurs, le laryngospasme et le signe du facial ; je rechercherai ensuite quels peuvent être les autres agents provocateurs de ce syn-

(1) Lu à la Société de Médecine de Toulouse, le 2 février 1903.

drôme ; je terminerai en cherchant, d'après ces renseignements, dans quelle catégorie doivent être placés mes petits malades et, par conséquent, quel traitement a dû leur être appliqué. Voici d'abord le résumé de mes deux observations :

OBSERVATION I

(Prise par notre interne, M. Grimoud).

Juliette C...., un an, entre à la Clinique infantile de la Faculté de Toulouse, le 17 mars 1902. Salle Sainte-Philomène n° 16. Père 30 ans, bien portant, ayant eu du paludisme au Soudan, il y a environ dix ans. Les accès ont duré de 1890 à 1893. Mère bien portante, 27 ans.

Un frère, né avant terme, mort à trois semaines ; un autre est mort, dans le service en 1900, il avait des convulsions.

Née à terme, allaitement mixte mal dirigé, régurgitations fréquentes, diarrhée verte. Convulsions à deux mois et demi, répétées sept fois depuis cette époque jusqu'à la semaine qui a précédé l'entrée.

Entrée à l'hôpital le 17 mars avec tous les signes de la dyspepsie chronique des nourrissons, l'enfant est soumis à une hygiène alimentaire sévère et à une antisepsie intestinale appropriée.

Rien à signaler jusqu'au 12 avril, jour où se manifeste une brusque élévation de température (40°) avec érythème scarlatiniforme généralisé. Ces accidents disparaissent en peu de jours. Le 26 avril, nouvelle poussée fébrile (39°,4). Du 26 avril au 18 juin, poussées assez fréquentes du côté de la peau, notamment éruptions furonculeuses résistant au traitement par le sublimé, et disparaissant assez rapidement quand on fait coucher le petit malade dans du son.

Au moment où se produisirent les accidents du 12 avril, l'enfant eut, pendant la visite, une crise de spasme de la glotte. On put dès ce moment provoquer chez elle, des deux côtés, surtout à gauche, le signe du facial qui persista environ deux mois, c'est-à-dire jusque vers le 18 juin.

Cet enfant fut emportée pendant l'été par des accidents intestinaux.

OBSERVATION II

(Recueillie par notre interne M. de Vésian).

Joseph P...., 15 mois, est conduit au dispensaire annexe de la clinique infantile de la Faculté de Toulouse, en avril 1902. Père et mère bien portants, un frère de cinq ans bien portant ; une sœur est morte à 11 mois de pneumonie, ayant eu des convulsions et du spasme de la glotte. Rien de particulier à signaler dans la première enfance. Allaitement mixte mal réglé jusqu'à neuf mois ; depuis lors, biberon à la dose de un litre par jour.

A l'âge de 10 mois, crise convulsive avec spasme de la glotte et érythème des cuisses ; deux crises dans la même journée ; mêmes accidents au bout d'un mois, pour lesquels l'enfant est conduit au dispensaire ; on ordonne du calomel et du betol ; vers la fin mai, nouvelle crise légère de convulsions, spasme de la glotte coïncidant avec une crise de constipation. Le signe du facial, recherché à ce moment, existe très nettement des deux côtés. L'examen de la gorge, pratiqué par M. Escat, ne révèle aucune lésion locale. On continue l'antisepsie intestinale et on ajoute le valérianate d'ammoniaque.

L'enfant, qui n'habitait pas la ville, n'a pas été reconduit au dispensaire.

Nos deux malades nous étant connus, nous pouvons étudier les trois questions posées au début.

I

Tout d'abord, comment se manifeste la tétanie et comment devons-nous la comprendre aujourd'hui ? Pour répondre à cette première question, nous n'avons qu'à suivre son histoire. Il est bien entendu que, dans cet aperçu, je n'envisagerai la tétanie que chez l'enfant, particulièrement au point de vue spécial qui nous intéresse, renvoyant ceux qui voudraient des renseignements plus complets aux nombreux travaux publiés sur cette question, spécialement à ceux de Constantin Oddo, dans la *Revue de médecine*, en 1896 ; de Frankl-Hochwart, dans le *H. Nothnagel specielle pathologie und therapie* XI, *Band*, 2, en

1898 ; d'Escherich dans le *Traité des maladies de l'enfance* de Grancher, Comby, Marfan, chap. de la Tétanie ; de Marfan, même Traité, chap. Spasme de la glotte ; de Romme, dans la *Rev. des mal. de l'enfance*, novembre 1896, etc.

Le terme de tétanie fut créé en 1852 par Corvisart pour décrire un état déjà connu et décrit par Dance, Tonnelé et d'autres, sous des noms différents et caractérisé surtout par des contractures des extrémités, particulièrement des mains qui prennent l'attitude en cône dite main d'accoucheur. Cette attitude peut être provoquée par la compression volontaire des vaisseaux du membre supérieur ; ce dernier symptôme fut découvert, par hasard, par Trousseau dont le nom lui a été attribué. Vers 1878 et 1881, Chvostek et Weiss enrichirent son domaine du signe du facial. Entre temps parurent les travaux de Benedikt, Erb et Frankl Hochwart qui montrèrent la valeur électrique de l'excitabilité des nerfs et des muscles.

La question de la tétanie infantile semblait donc complète, lorsqu'en 1890, au Congrès international de Berlin, Escherich la fit entrer dans une phase nouvelle. Les travaux du savant professeur de Vienne et de son assistant, Loos, peuvent se résumer à ces deux faits principaux : le laryngospasme fait partie du domaine de la tétanie, et il existe, à côté des tétanies complètes, des formes frustes, latentes, caractérisées seulement par certains symptômes.

En 1894, au Congrès de Rome, Kassowitz a élargi encore la question en cherchant à établir un trait-d'union entre la tétanie et le rachitisme, général ou localisé au crâne sous forme de cranio-tabes. Le domaine de la tétanie serait donc très vaste si on acceptait ces diverses opinions, contestées aujourd'hui.

Sans vouloir reprendre ces diverses discussions, nous pouvons répondre d'une façon précise à une partie de cette première question, en résumant les symptômes de la forme générale et complète de la tétanie, sur laquelle tout le monde est d'accord ; nous verrons ensuite ce qu'il faut penser des formes incomplètes.

Les symptômes de la tétanie complètes sont très longuement mentionnés dans la monographie de C. Oddo ; en voici le résumé : 1° rigidité musculaire caractérisée par la main d'accoucheur, le varus equin avec flexion des orteils, les diverses contractures locales ; 2° excitabilité électrique caractérisée par une hyperexcitabilité constante pour l'électricité galvanique, plus rare pour l'électricité faradique, et surtout, pour les courants moyens et forts, l'apparition de la contracture tétanique à la fermeture, et plus rarement à l'ouverture ; 3° excitabilité mécanique des muscles se manifestant surtout par le signe de Trousseau et le signe du facial ; à ces deux signes indiqués par Oddo, il faut ajouter le « phénomène du phrénique » récemment décrit par Solovieff, caractérisé par des secousses rythmiques du diaphragme [1] ; 4° laryngospasme ; 5° convulsions ; 6° douleurs spontanées ou provoquées ; 7° troubles vaso-moteurs caractérisés par des éruptions, de la cyanose, et surtout par des œdèmes de la main et du cou-de-pied ; 8° troubles urinaires : inversion de la formule des phosphates, albuminurie, glycosurie, acétonurie, indicanurie, et enfin mucinurie, ce dernier symptôme étant spécial à la tétanie d'origine thyroïdienne ; 9° marche par accès, avec variations plutôt quantitatives que qualitatives.

Quant aux formes incomplètes ou latentes, dans lesquelles devraient rentrer nos deux malades, l'accord est loin d'être aussi général. Ces formes sont décrites et admises sans conteste par Escherich qui en est le père, et par Loos. Pour ces auteurs, il peut exister des formes de tétanie sans contractures généralisées, et le diagnostic repose alors sur le signe du facial, le signe de Trousseau, et surtout sur l'excitabilité électrique et mécanique ; par conséquent, mes deux malades devraient être, pour ces auteurs,

(1) Rousski Vratch, 1902, n° 20 d'ap. *Rev. mens. des mal. de l'enfance*, août 1902, p. 380.

classés d'emblée dans la tétanie à forme fruste, notamment pour Escherich qui note le laryngospasme 24 fois sur 30.

Certains auteurs acceptent cette manière de voir d'une façon plus ou moins complète ; M. Saint-Ange Roger [1] accepte les formes frustes et demande que l'on fasse entrer dans le domaine de la tétanie le pseudo-tétanos d'Escherich et la myotonie des nourrissons de Hochsinger. Louis Guinon [2] se demande si la rareté de la tétanie en France n'est pas due à ce que nous passons quelquefois à côté d'elle sans la connaître, et il rapporte à ce sujet le cas de Cesare Cataneo et un cas personnel de tétanie à forme de pseudo-tétanos, due à une otite suppurée. Rudolf Hecker [3] considère le signe de Trousseau comme pathognomonique. Filatow [4] accorde une importance capitale à la présence du rachitisme.

Par opposition plus ou moins complète aux opinions précédentes, je citerai les suivantes : Hochsinger [5], répondant à Saint-Ange Roger, déclare n'accepter en aucune façon sa manière de voir au sujet de la myotonie des nourrissons qu'il considère comme une névrose n'ayant rien de commun avec la tétanie. Il est à remarquer que, dans sa réponse, Hochsinger demande à relever une légère erreur commise par Oddo et par Saint-Ange Roger à propos de l'opinion de Kassowitz sur les rapports du laryngospasme avec la tétanie. Kassowitz et moi, dit-il, n'acceptons point la manière de voir d'Escherich et de Loos qui considèrent le laryngospasme comme un signe certain de tétanie.

---

(1) Les formes rares de la tétanie infantile. Thèse de Paris, 1902.

(2) Sur la tétanie à forme de pseudo-tétanos. Contracture généralisée intermittente. *Bullet. de la Soc. de pédiatrie de Paris*, 10 octobre 1899, p. 150.

(3) Tétanie et éclampsie dans l'enfance. *Sammlung. Klin. Vertrag.*, 1901, n° 294, d'ap. *Arch. de méd. des enfants*, juin 1902, p. 375.

(4) Diagnostic et sémeiologie des mal. de l'enfance, 1899, p. 306.

(5) *Rev. mens. des mal. de l'enfance*, juin 1902, p. 244.

Romme[1], s'appuyant sur diverses statistiques, dit que le rachitisme manque souvent, et que le laryngospasme, le signe de Trousseau, celui de Chvostek font bien souvent défaut dans la tétanie. Filatow[2] dit que le signe de Trousseau manque souvent. Marfan[3] affirme que le laryngospasme existe souvent en dehors de la tétanie, et qu'il faut considérer le spasme de la glotte comme une névrose qui peut s'associer à d'autres névroses comme l'éclampsie et la tétanie.

Enfin, si nous cherchons dans l'importante monographie de Frankl-Hochwart[4], son opinion sur les points qui touchent à mes deux petits malades, nous trouvons les appréciations suivantes que je traduis textuellement[5]. « Chvostek senior fut le premier à décrire que, dans la tétanie, l'excitabilité mécanique des nerfs est extraordinairement forte, notamment dans la zone du facial, et il en fit un signe pathognomonique. Il y a des degrés dans ce signe; il est des plus importants; sans doute il peut manquer, comme Weiss l'a déclaré; je n'ai pas pu le constater dans huit ou dix cas certains, et notamment dans *la tétanie des enfants;* il ne semble pas être aussi constant de beaucoup que dans celle des adultes (Schlesinger). » Et plus loin[6], il ajoute : « Au fond, il ne me semble pas impossible que maint des phénomènes faciaux observés par moi aient présenté une forme fruste de la tétanie, parce que précisément au printemps de 1886, où tant de cas de tétanie se sont présentés à l'hôpital, j'ai toujours trouvé des phénomènes faciaux chez des individus non atteints de tétanie, c'est-à-dire qui

---

(1) La tétanie chez les enfants. *Rev. mens. des mal. de l'enfance,* novembre 1896, p. 526.

(2) *Loc. cit.,* p. 306.

(3) Traité des mal. de l'enfance, Grancher, Marfan, Comby, chap. spasme, la glotte, t. III, p. 886.

(4) *Specielle pathologie and therapie. Hermann Nothnagel.* Wienn., 1898, XI, Band., p. 81.

(5) *Loc. cit.,* p. 148.

(6) *Ibid.,* p. 150.

n'ont jamais eu de crampes, n'ont présenté ni le phénomène de Trousseau, ni celui d'Erb, et ne souffraient pas de paresthésie. Une telle fréquence des phénomènes faciaux isolés, je ne l'ai jamais plus vue, et il est remarquable que, d'après la statistique de Boral, le phénomène du facial augmente parallèlement à l'apparition de la tétanie, chez des enfants non atteints de tétanie, pour ensuite disparaître. »

Si maintenant nous voulons connaître l'opinion du même auteur sur les relations du rachitisme et du laryngospasme avec la tétanie, voici ce que nous trouvons[1] : « Nous devons rappeler que la tétanie se produit fréquemment chez des enfants rachitiques ; l'absence ou la présence de cette maladie primitive pourrait être de valeur pour le diagnostic. De plus chez des enfants, le laryngospasme peut nous pousser à conclure à la tétanie, bien que nous mêmes nous ne puissions pas accéder à l'opinion de ces savants qui considèrent tout laryngospasme comme de la tétanie. Je crois que nous sommes cependant obligés, dans chaque cas de laryngospasme, à faire des recherches du côté de la tétanie. Si alors nous voyons des crampes toniques typiques, ou médiocrement indiquées, nous chercherons naturellement d'autres symptômes de tétanie, et si le phénomène de Trousseau, l'hyperexcitabilité électrique et mécanique existent, diagnostiquez la tétanie. Mais même si on n'a pas constaté de crampes ni à l'inspection, ni dans les antécédents, nous diagnostiquerons dans ces cas « tétanie latente », aux cas où on aura constaté le phénomène de Trousseau et l'hyperexcitabilité électrique et mécanique. On pourrait même essayer de diagnostiquer une forme fruste, si le phénomène de Tousseau n'existe pas, mais si les nerfs sont galvaniquement très excitables, et si le phénomène du facial est très net. Pourtant je ne conseillerai pas de diagnostiquer si, outre le laryngospasme, il ne se présente aucun autre symptôme de tétanie que le signe

---

(1) *Loc. cit.*, p. 174.

de Chvostek. Il est vrai que cela pourrait encore être le début d'une tétanie ; mais de pareils commencements n'appartiennent pas à notre diagnose, puisque nous devons nous rendre à cette évidence qu'il y a des enfants avec le phénomène du facial, chez lesquels on n'a constaté ni avant, ni après, des symptômes de tétanie. »

Sans vouloir pousser plus loin les recherches, nous voyons qu'il existe, au sujet du classement de nos petits malades, toute une gamme d'opinions, depuis celle d'Escherich qui les classerait dans les formes frustes de la tétanie, jusqu'à celle de Romme qui refuse absolument cette appréciation, en passant par l'appréciation conciliante de Frankl-Hochwart, qui, tout en admettant que ces formes pourraient bien être des « débuts de tétanie », ne conseille cependant pas de faire ce diagnostic lorsqu'il n'y a d'autres signes que la réunion du laryngospasme et du signe du facial.

Il ne nous est donc pas possible de poser notre diagnostic d'après ces données, et ceci nous amène alors à répondre à notre seconde question : Le laryngospasme, le signe du facial et les autres signes dont l'ensemble constitue la tétanie complète ne peuvent-ils point se rencontrer ailleurs ?

II

Pour répondre à cette seconde question, nous devons d'abord savoir quelle est la nature de la tétanie considérée dans son ensemble.

Ici nous allons retomber dans les mêmes discussions. Pour Romme la tétanie est toujours secondaire, et aucune des théories émises ne lui paraît exclusive ; aussi pense-t-il qu'il n'est pas possible d'admettre une théorie univoque. Oddo se prononce très nettement en faveur de l'intoxication gastro-intestinale, contre laquelle Escherich s'inscrit en faux jusqu'au jour où l'on aura éliminé de l'intestin la substance capable de produire expérimentalement la tétanie.

Pour le savant professeur de Vienne, la cause réside dans ce qu'il appelle la dyscrasie tétanique, c'est-à-dire l'influence qu'exercent sur les enfants, surtout pendant l'hiver, les conditions antihygiéniques de logement qui retentissent sur la nutrition générale et se manifestent surtout sur le système nerveux périphérique. Une autre opinion, qui a été très défendue en France par Raymond et par Zaldivar [1], attribue la tétanie à l'hystérie ; Oddo refuse cette manière de voir qui n'est pas acceptée non plus par Frankl-Hochwart : « Zaldivar, dit-il [2], et d'autres, ont soutenu l'origine hystérique de la tétanie ; l'excitabilité mécanique n'existe jamais dans l'hystérie, pas plus que l'excitabilité électrique qui sont générales dans la tétanie, je n'ai jamais trouvé le phénomène de Trousseau dans l'hystérie, et Blaziek, dans sa description d'un phénomène de ce genre dans la pseudo-tétanie hystérique, déclare que ce pseudo-phénomène de Trousseau doit être distingué du vrai phénomène » ; et ailleurs [3] : « En réalité, il n'y a qu'une seule affection qui produit des états se rapprochant de la tétanie ; c'est l'hystérie..., néanmoins, il n'est pas convenable de considérer la tétanie partielle ou complète comme une manifestation de l'hystérie... L'hystérie peut simuler la tétanie, cela ressort de l'épidémie de Gentilly, et Minor présenta un cas dans lequel la tétanie avait disparu, et où il considérait les crampes persistant encore comme une imitation des crampes produites auparavant. » Enfin, pour compléter l'histoire des grandes théories de la tétanie, il faut signaler la théorie rachitique de Kassowitz, généralement refusée en France depuis les travaux de Comby, et à propos de laquelle Frankl Hochwart oppose très justement la fréquence du rachitisme partout et la rareté de la tétanie dans certains pays.

(1) *La nature hystérique de la tétanie essentielle.* Thèse Paris, 1888-89.

(2) *Loc. cit.*, p. 132.

(3) *Loc. cit.*, p. 167 et 170.

Si l'accord est loin d'être complet sur cette question, il y a plus d'union sur ce double point que certaines affections peuvent produire comme conséquence une tétanie secondaire, et que certains signes appartenant à la tétanie, comme le laryngospasme et le signe du facial, qui nous occupent spécialement, se rencontrent dans bien d'autres circonstances.

Comme partisans de la tétanie secondaire, je citerai : Maestro [1], qui signale la réussite du traitement thyroïdien, démontrant ainsi la possibilité d'une origine thyroïdienne, incontestable aujourd'hui dans certains cas ; Gomez [2], un cas consécutif à la grippe ; Dupré et Guillain [3] (association avec la sclérodermie et le syndrome Basedowien) ; Brunet [4], qui conclut dans sa thèse que la tétanie n'est pas une entité morbide mais un syndrome de nature très variable ; Richardière qui, dans une leçon [5], dit que, si la tétanie est quelquefois essentielle ou primitive, elle est le plus souvent symptomatique ou secondaire ; Alexandroff [6] qui conclut, avec Mobius, que la tétanie est due à l'intoxication intestinale : sa malade, une fillette de deux ans, était fille d'hystérique, et rendit un lombric après une de ses crises ; D'Espine qui conclut [7] que la tétanie ne doit pas être

. (1) La médication thyroïdienne appliquée à la tétanie idiopathique des enfants, *Riforma medica*, nᵒˢ 115-116; p. 468 et 480, 1896 (In *Presse med.*, 14 juillet 1896, p. 332).

(2) Id., 1900, vol. I, nᵒ 18, p. 207. In *Presse med.*, 21 avril 1900, p. 199.

(3) Soc. méd. des hôpitaux, 4 mai 1900.

(4) Thèse de Bordeaux, décembre 1904 : *Considérations sur quelques cas de pseudo-tétanies.*

(5) *Bull. méd.*, 5 juillet 1902, nᵒ 54, p. 629. In *Gazette des mal. infantiles*, 28 août 1902, p. 278.

(6) Soc. de med. de Kieff, 1902, in *Archives de méd. des enfants*, décembre 1902, p. 758.

(7) D'Espine. Rapport au Cong. français de médecine. Toulouse 1902, p. 401.

rayée du cadre des maladies infantiles, quoi qu'elle ne soit qu'un symptôme.

Quant à l'origine extra-tétanique, des signes séparés tels que le signe du facial et du laryngospasme, nous la trouvons signalée assez fréquemment : Finkelstein[1] a vu se produire l'hyperexcitabilité électrique avec ou sans laryngospasme, signes de Trousseau et de Chvostek, chez 30 p. 100 des nourrissons allaités par des vaches, dont le serum contiendrait, d'après lui, la substance productive de la tétanie ; à noter en passant qu'il conteste l'action thérapeutique du phosphore dans beaucoup de cas. Escherich, lui-même dit[2] que le signe du facial peut se rencontrer dans l'hystérie, la chorée et l'épilepsie, et que le laryngospasme peut exister au cours de l'hydrocéphalie, de l'hystérie et des hémorragies méningées. Marfan[3], tout en reconnaissant l'association fréquente du laryngospasme avec la tétanie et l'éclampsie, estime qu'il peut se présenter à l'état de névrose autonome. Romme[4], analysant les faits et statistiques de Kalischer, Loos, Cassel, Hauser, Heubner, Oddo, Rehn, Fischl, Von Rake, Orten, Frankl-Hochwart, Charcot, Laufenauer, Högges, déclare que le signe de Trousseau, celui du facial et le laryngospasme ont été maintes fois rencontrés, réunis ou séparés, en dehors de la tétanie[5].

Au milieu d'opinions si diverses, il va nous être difficile de répondre à la troisième et principale question que nous nous sommes posés : dans quelle catégorie faut-il classer nos deux petits malades ? Nous allons cependant essayer de le faire.

(1) *Bull. méd.*, 1902, p. 683, in *Rev. mens. des mal. de l'enf.*, septembre 1902, p. 428.

(2) *Traité des mal. de l'enfance* (Grancher, Marfan, Comby), chap. Tétanie, t. IV, pp. 755-760.

(3) Idem, t. III, chap. Spasme de la glotte, p. 885.

(4) *Rev. mens. des mal. de l'enfance*, novembre 1896, p. 532 et suiv.

(5) Tout récemment, mon chef de clinique, le docteur Bassal, a pu produire le signe de Trousseau chez un enfant porteur d'une tumeur cérébrale avec hémiplégie spasmodique.

III

Pour atteindre ce but, voyons d'abord, comme je l'ai dit au début de ce travail, s'il n'y a pas moyen d'établir l'accord sur certains points.

Tout d'abord, je serais très disposé à admettre qu'il existe une forme complète de tétanie qui serait celle d'Escherich et qui reconnaîtrait la pathogénie qu'il lui indique. La haute compétence du professeur de Vienne et la quantité de malades qu'il a observés sont, pour moi, des arguments incontestables. De plus, en agissant ainsi, nous ferions de la tétanie une maladie autonome, caractérisée par ses symptômes, ce qui nous dispense de recourir à une pathogénie contestée, et présentant bien l'aspect que lui ont donné ses premiers créateurs, Corvisart, Trousseau, Chvostek et Erb, mais je ne donnerais le nom de tétanie qu'à cette forme complète.

Quant aux formes frustes ou incomplètes, il me paraît plus clinique de ne pas les accepter. En effet, sur quoi sont-elles basées ? Sur ce fait, que toutes les manifestations peuvent être réunies sous le chef d'hyperexcitabilité électrique et mécanique. Si nous admettons, avec certains auteurs, que cette hyperexcitabilité constitue la tétanie, nous sommes obligés d'admettre le diagnostic de tétanie chaque fois que nous en constaterons une manifestation séparée : laryngospasme, signe du facial ou de Trousseau, etc. Or, nous venons de voir que tout le monde, même Escherich, admet pour ces différentes manifestations d'autres causes que la tétanie. Il me semble donc qu'il y a tout avantage pour le malade à chercher la cause du symptôme afin de la combattre. C'est exactement ce que nous faisons en présence d'un cas de convulsions : nous cherchons d'abord la cause (indigestion, maladie aiguë, etc.) et nous la combattons par une thérapeutique appropriée, bien plus que par des sédatifs du système nerveux. Ceci ne nous empêche pas, bien entendu, dans la suite, de tenir compte de ce fait que notre petit malade a un système nerveux très sensible, et d'instituer un prophylaxie appropriée.

Ce que je viens de dire des convulsions, Romme [1] l'avait déjà dit de l'épilepsie dont « les manifestations cliniques isolées n'ont rien de pathognomonique, tandis que leur ensemble donne à l'épilepsie une autonomie nosologique. » J'accepte absolument cette manière de voir, mais là où je me sépare de Romme, c'est lorsqu'il se contente, pour poser le diagnostic de tétanie, du phénomène primordial de contracture. Tout en reconnaissant la valeur de ce signe, j'estime qu'il peut être produit séparément sous les mêmes influences variables que les autres.

Je me résumerai donc en proposant de réserver le diagnostic de tétanie aux formes complètes et relevant de la pathogénie signalée par Escherich, et de rattacher chacune des formes séparées à une pathogénie spéciale permettant d'établir une thérapeutique appropriée.

Il ne m'échappe pas que cette manière de voir, si elle a l'avantage d'être clinique et thérapeutique, n'est pas absolument irréprochable ; aussi je ne la propose que comme position d'attente, favorable aux malades. Si, plus tard, il était découvert un facteur qui nous permette d'établir pathognomoniquement nos diagnostics et de les réunir, ma proposition tomberait. Elle se généraliserait, au contraire, s'il était démontré qu'une série de causes variables peut produire, non seulement les formes frustes, mais aussi les formes complètes de la tétanie.

Si ces propositions sont acceptées, il va être excessivement simple de répondre à la question posée relativement à nos malades. Les phénomènes de laryngospasme et le signe du facial ont paru au cours d'accidents intestinaux ; il semble donc logique d'établir une relation de cause à effet, comme nous l'aurions fait sans hésitation s'il s'était agi d'une crise convulsive.

(1) *Loc. cit.*, p. 534.

Il serait fort intéressant de pousser plus avant et de nous demander pourquoi ces enfants ont présenté ces manifestations tandis que d'autres présentent des convulsions dans les mêmes circonstances. S'agit-il d'une atteinte des nerfs périphériques chez les uns, des centres nerveux chez les autres ? Si cela est exact. pourquoi cette localisation ? Je ne connais pas, malgré mes recherches, des faits qui me permettent de répondre à ces questions.

Ce que j'ai observé à la suite d'accidents intestinaux, d'autres l'ont constaté, comme on l'a vu, sous d'autres influences, assez nombreuses pour démontrer, à mon humble avis, que ces formes appartiennent à nombre de maladies autres que la tétanie.

S'il m'était permis de tirer de ces faits quelques conclusions, je les formulerai sous forme des propositions suivantes : 1° Le terme de tétanie doit être réservé aux formes complètes, telles que les comprend et les a décrites Escherich ; 2° les formes, dites frustes ou incomplètes, semblent devoir être séparées de la tétanie et rattachées chacune à la maladie causale qui imposera le traitement ; 3° cette formule restera une formule d'attente jusqu'à ce que de nouveau faits aient démontré soit qu'il existe un caractère pathognomonique de la tétanie, soit qu'il faille, au contraire, ranger toute forme, même la forme complète, dans le cadre des manifestations toujours secondaires [1].

---

(1) Ce travail était écrit lorsqu'en janvier 1903, nous avons revu le sujet de notre observation II qui, après une longue période de calme, a présenté, à la suite d'accidents intestinaux, une nouvelle atteinte de laryngospasme avec signe du facial. Je me réserve de revenir sur cette observation dans un prochain travail.

Travaux de Médecine infantile du Dʳ Bézy

1. Statistique démographique et hyg. de Toulouse (Assoc. française pour l'avancement des sciences, 1887).
2. La dépopulation dans la Haute-Garonne. Conférence faite à la Soc. de géographie de Toulouse, 1888.
3. Conférences sur l'examen clinique des urines. Un vol. de 63 p., 1891.
4. Résumé des moyens de prophylaxie infantile moderne employés par l'Assistance publique (Soc. méd. Toulouse, 1891).
5. Le dispensaire de Toulouse pour enfants malades (Journal l'*Université de Toulouse*, 1891).
6. Un cas de maladie de Bergeron (Soc. méd. Toulouse, février 1892).
7. Deux cas d'hémiplégie chez l'enfant (*Midi médical*, nᵒ 7, 1892).
8. A propos d'un cas de scrofule (*Midi médical*, 8 oct. 1892).
9. Un cas de pseudo-coxalgie chez un enfant menteur (Soc. méd. Toulouse, 1ᵉʳ février 1893).
10. Un cas d'albuminurie dans le cours d'une épidémie d'oreillons (Soc. méd. des hôpitaux de Paris, séance du 3 mars 1893).
11. Un cas de paralysie à la suite du choléra infantile (*ibid.*).
12. Aperçu général sur la pœdiatrie (*Midi méd.*, 23 avril 1893).
13. L'impétigo à la Clinique infantile de la Faculté de Toulouse (*Midi médical*, août-septembre 1893).
14. Les deux premiers exercices du dispensaire pour enfants malades, 1891-1892 (Soc, méd. Toulouse, 21 juillet 1893).
15. Quelques formes de la méningite chez l'enfant (*Revue mens. des mal. de l'enfance*, Paris, décembre 1893).
16. La folie chez l'enfant (*Médecine infantile*, Paris, 15 fév. 1894).
17. Méningite et méningisme chez l'enfant (Soc. méd. Toulouse, février 1894).
18. Contribution à l'étude de l'athétose double (*Méd. infantile*, Paris, 15 avril 1894).
19. Formes cliniques de la tuberculose chez l'enfant (*Midi médical*, avril-mai 1894).
20. Etude clinique sur la croissance (*Méd. infantile*, Paris, 15 mai 1894).

21. Laryngites aiguës simulant le croup (*Presse médicale*, Paris, 6 octobre 1894).

22. Sur quelques points de la paralysie faciale chez l'enfant (Congrès de méd. int. de Lyon, octobre 1894).

23. La première application du sérum antidiphtérique à la Clinique infantile de la Faculté (Soc. méd., Toulouse, 21 décembre 1894).

24. A propos de la sérothérapie (Soc. méd , Toulouse, 1er février 1895).

25. Un cas de mort brusque chez un intubé, infections multiples (*Archives médicales*, Toulouse, 1er mars 1895).

26. La première intubation pratiquée à la Clinique infantile de la Faculté (Soc. méd., Toulouse, 11 mars 1895).

27. Hypertrophie du cœur chez l'enfant (*Arch. méd.*, Toulouse, juillet et août 1895).

28. Paralysie faciale chez l'enfant (avec photographies) (*Presse médicale*, Paris, 20 avril 1895).

29 Contribution clinique à la phosphaturie rachitique (Cong. de méd. int. de Bordeaux, août 1895).

30. Un cas de diplégie brachiale d'origine syphilitique héréditaire (Cong. de gynéc., d'obstét. et de pédiatrie de Bordeaux, août 1895).

31. Un cas de tumeur gazeuse du cou chez l'enfant (*ibid.*).

32. De quelques causes d'erreur dans le diagnostic des malformations du membre inférieur chez l'enfant (*ibid.*).

33. Le service de la diphtérie pendant l'hiver 1894-95, quelques réflexions sur le diagnostic du croup diphtérique (Soc. méd., Toulouse, 21 juin 1895).

34. L'hystérie infantile (Soc. méd., Toulouse, 1er février 1896).

35. Infections superficielles chez l'enfant (*Journal des praticiens*, Paris, 23 mai 1896).

36. Hydrocéphalie hérédo-syphilitique (Soc. méd., Toulouse, 21 juillet 1896).

37. La colonie scolaire de Toulouse (Soc. méd., Toulouse, 11 décembre 1896).

38. Un cas de rhumatisme chronique chez l'enfant (in thèse Gastinel, Toulouse, juillet 1897).

39 Un cas d'hystérie infantile (Cong. des méd. aliénistes et neurologistes, Toulouse, août 1897).

40. Un cas de tremblement hystérique chez une fillette de 11 ans (*ibid*).

41. L'hystérie infantile (rapport de 100 pages au même Cong.).

42. Paralysie faciale chez l'enfant (in *Traité des mal. de l'enfance*, de Grancher, Comby, Marfan, Paris, 1897).

43. Maladie de Bergeron (*ibid.*).

44. Paralysie douloureuse des jeunes enfants (*ibid.*).

45. Association scarlatino-varicelleuse chez l'enfant (Soc. méd., Toulouse, 1er février 1898).

46. Statistique de la clinique infantile de la Faculté de Toulouse (En collaboration avec le Dr Chamayou. Société de médecine de Toulouse, 21 février 1898).

47. Statistique des diarrhées d'été en 1897 (Même collaboration (*ibid.*), 11 mars 1898).

48. Urologie normale de la seconde enfance (Congrès de gynécologie, obstétrique et pédiatrie de Marseille, octobre 1898).

49. Hystérie simulant les affections organiques de l'enfance (*ibid*).

50. Phosphaturie rachitique (*ibid.*).

51. La protection de l'enfant à Toulouse (Congrès des Sociétés savantes, avril 1899).

52. Statistiques des diarrhées d'été en 1898 (Soc. de méd. de Toulouse, 1er février 1899).

53. Les éléments du diagnostic chez l'enfant (*Archives de méd. des enfants*, Paris, septembre 1899).

54. Sur quelques points du rachitisme : pathogénie, maladie de Barlow, rachitisme tardif (Soc. de méd. de Toulouse, 1er février 1900).

55. L'hystérie infantile et juvénile (En collaboration avec Bibent. 1 vol. de 200 pages, chez Vigot, Paris). Ce volume a été traduit en allemand par le Dr Brodtmann.

56. A propos des nourrices goîtreuses (Congrès international de Paris, sect. de pédiatrie, 1900).

57. Sur quelques points de la loi Roussel (*ibid.*).

58. Contribution aux suppurations de la plèvre chez l'enfant. (En coll. avec le Dr Bauby) (*ibid*).

56. Note sur le rachitisme (Soc. de méd. de Toulouse, 11 février 1901).

60. Un cas de délire hystérique, suite d'intoxication végétale chez une fillette de 11 ans (*Ibid.*).

61. Traitement thyroïdien dans le myxœdème fruste (En collaboration avec Stoïanoff. *Presse médicale*, 10 août 1901).

62. Note sur les moyens de défense contre la tuberculose (Soc. de méd. de Toulouse, 11 juin 1901).

63. Contribution à la tuberculose infantile (Soc. de méd. de Toulouse, 1er février 1902).

64. Contribution à la défense de l'enfant (6me congrès de médecine Toulouse, avril 1902).

65. Nouveau résultat de la pratique du tubage sans surveillance continue (en collaboration avec le Dr Escat). (*Ibid*).

66. Le rôle social du médecin (Discours prononcé comme président de la Société de médecine de Toulouse, en séance publique le 11 mai 1902).

67. L'hystérie au-dessous de l'âge de deux ans (Cong. de l'Ass. française, Montauban, août 1902).

68. Causes de la mortalité chez les enfants secourus (Rapport à la 4me Commission de la Ligue contre la mortalité infantile, Paris 1902).

69. Laryngospasme et signe du facial chez l'enfant (Soc. de méd. de Toulouse, 2 février 1903.

Travaux faits à la Clinique infantile.

1. Bézy et Béziat. — Quelques réflexions sur une épidémie de rougeole (*Midi médical*, 7 septembre 1893).

2. Bézy et Pech. — Contribution à l'infection pneumococcique chez l'enfant (*ibid.*, 17 décembre 1893).

3. Bézy et Iversenq. — Trois cas de stomatites à fausses membranes chez le nourrisson (*Rev. mens. des malad. de l'enfance*, juin 1895).

4. Bézy et Chamayou. — Un cas de maladie bleue avec autopsie. Présentation des pièces (Soc. de méd. de Toulouse, 11 juin 1896).

5. Meurisse. — Sur une épidémie de rougeole (Soc. de méd. de Toulouse, 11 février 1897).

6. Gondre. — Un cas de méningisme hystérique chez l'enfant (*ibid*).

7. Stoïanoff et Vianey. — Un cas de myopathie pseudo-hypertrophique. Présentation du malade (*ibid.*, 21 juin 1899).

8. Stoïanoff. — Injections d'huile mentholée dans les bronchites infantiles (*ibid.*, 1900).

9. Vianey — Un cas d'abcès à pneumocoques (*ibid.*, 1900).

10. Oulié. — Lithiase intestinale héréditaire (Soc. anat. cliniq. de Toulouse, 20 novembre 1900).

11. Philippe. — Un cas d'adénopathie trachéo-bronchique. Présentation des pièces (*ibid.*, 20 mars 1901).

12. Drs BASSAL et BIBENT. — Un cas de pseudo-hermaphrodisme. Présentation du sujet. (Soc. de méd. de Toulouse, 21 mars 1901).

13. Dr BIBENT. — Corps étrangers du larynx (Soc. anat. clinique de Toulouse, 5 mai 1901).

14. Dr BASSAL. — Deux cas de malformations congénitales des organes génitaux externes (*Ibid.* 20 mars 1902).

Thèses faites à la Clinique infantile.

1. COLAT — Chorée de Sydenham, traitement par l'antipyrine (avril 1892).

2. SOULA. — Traitement de la coqueluche par l'antipyrine (mars 1893).

3. MELLIANDE. — Contribution à l'étude clinique des oreillons (juillet 1893).

4. PECH. — Contribution à l'étude des engorgements ganglionnaires chez l'enfant (janvier 1894).

5. GAUBERT — La folie chez l'enfant (avril 1894).

6. LABERNESSE. — Contribution à l'hypertrophie du cœur chez l'enfant (juillet 1895).

7. LAUR. — De l'adénoïdite aiguë (avril 1896).

8. GUIZOL. — Contribution à la phosphaturie rachitique (mai 1896).

9. VAQUIÉ. — L'hydrocéphalie hérédo-syphilitique (juillet 1896).

10. CEP. — La balnéation chlorurée sadique en particulier chez l'enfant (juillet 1896).

11. MONTALÈGRE. — La radiographie en chirurgie infantile (juillet 1897).

12. GASTINEL. — Rhumatisme chronique chez l'enfant (juillet 1897).

13. DELFOUR. — La colonie scolaire de Toulouse (nov. 1897).

14. BENAZET. — Quelques affections à staphylocoque chez l'enfant, au point de vue de l'hygiène de l'école (fév. 1898).

15. BOISSEL. — Contrib. à l'étude de la paralysie hystérique et de la pseudo-paralysie syphilitique chez l'enfant (mars 1898).

16. THADÉE. — Contribution à l'urologie chez l'enfant de 2 à 10 ans, avec notes relatives à trente analyses d'urines d'enfants rachitiques (avril 1898).

17. LIMOUZIN-LAMOTHE. — Traitement des diarrhées aiguës des nourrissons par l'emploi des nouvelles méthodes (mai 1898).

18. Ourradour. — Contribution à la phosphaturie rachitique (mai 1898).

19. Amans. — Etude sur la loi Roussel (juin 1898).

20. Roger. — Hôpitaux et dispensaires pour enfants malades, spécialement à Toulouse (juillet 1898).

21. Bibent. — L'hystérie simulant les affections organiques chez l'enfant et l'adolescent (juillet 1898).

22. Sanières. — Résultat du tubage à la Clinique infantile de Toulouse (juillet 1898).

23. Fontan. — Craniotabes et laryngospasme (décembre 1898).

24. Sudre. — Association scarlatino-varicelleuse chez l'enfant (janvier 1899).

25. Bouroff. — Statistique du service des diarrhées d'été à Toulouse (février 1899).

26. Borie. — L'estomac du nourrisson (juillet 1899).

27. Lemaistre. — Note sur le diagnostic du croup diphtérique (juillet 1899).

28. Calvet. — Etude clinique, thérapeutique et expérimentale sur l'huile mentholée dans certaines affections des voies respiratoires chez l'enfant (juillet 1899).

29. Ricard. — De l'examen forcé du larynx chez l'enfant (juillet 1899).

30. Ramès. — Injections sous-cutanées d'eau salée chez l'enfant (juillet 1899).

31. Amigues. — Rachitisme tardif (juin 1900).

32. Durban. — Statistique du service de la diphtérie à la Clinique infantile de Toulouse (juillet 1900).

33. Bringuet. — Contribution à la défense de l'enfant (étude locale), (décembre 1900).

34. Rue. — Nouvelle étude sur la révision de la loi Roussel (décembre 1900).

35. Galinier. — Conceptions pathogéniques actuelles sur les affections intestinales des nourrissons (janvier 1901).

36. Bassal. — Tétanie infantile et nourrices goîtreuses (février 1901).

37. Pirinski. — Contribution aux hémorragies gastro-intestinales du nouveau-né (avril 1901).

38. Trouvtcheff. — Laryngites rubéoliques (avril 1901).

39. Semerdjieff. — Contribution à la pleurésie purulente chez l'enfant (avril 1901).

40. Cullere. — Contribution à l'étude des myopathies atrophiques (quelques considérations sur la médication thymique), (juillet 1901).

41. Auxion. — Quelques considérations sur la tuberculose infantile (étude locale), (juillet 1901).

42. Séran. — Contribution à la polyarthrite déformante chez l'enfant (décembre 1901).

43. Malinvaud. — Du myxœdème fruste chez l'enfant (décembre 1901).

44. Lierre. — Traitement de l'incontinence nocturne d'urine chez l'enfant (janvier 1902).

45. Mme Kovatcheff. — Les paralysies chez l'enfant (fév. 1902).

46. Esparbès. — Le logement de l'enfant pauvre à Toulouse (mai 1902).

47. Thomas-Latour. — Cinq années du service des diarrhées d'été à la Clinique infantile de la Faculté de Toulouse, 1897-1901 (juin 1902).

48. Mornibot. — Contribution à l'étude de l'infantilisme (juin 1902).

49. Cheynès. — La protection de l'enfant à Toulouse (juillet 1902).

50. Alayrac. — Etude clinique sur les corps étrangers des voies respiratoires supérieures chez l'enfant (novembre 1902).

Toulouse. — Imp. Marqués et Cie, boulevard de Strasbourg, 22.

www.ingramcontent.com/pod-product-compliance
Ingram Content Group UK Ltd.
Pitfield, Milton Keynes, MK11 3LW, UK
UKHW020109100726
13658UKWH00005B/2060